RECETAS

ANTI INFLAMATORIAS FACILES

MUCHAS RECETAS PARA PERDER PESO

PILAR MONTECHIARA

Tabla de contenido

Arroz con camarones y mantequilla de limón

Porciones: 3

Tiempo de cocción: 10 minutos

Ingredientes:

¼ taza de arroz salvaje cocido

½ cucharadita Mantequilla, dividida

¼ de cucharadita aceite de oliva

1 taza de camarones crudos, sin cáscara, desvenados y escurridos ¼ taza de guisantes congelados, descongelados, enjuagados y escurridos

1 cucharada. jugo de limón recién exprimido

1 cucharada. cebollino, picado

Pizca de sal marina, al gusto

Direcciones:

1. Vierta ¼ de cucharadita. Ponga mantequilla y aceite en un wok a fuego medio. Agregue los camarones y los guisantes. Saltee hasta que los camarones sean de color rosa coral, alrededor de 5 a 7

minutos.

2. Agregue el arroz salvaje y cocine hasta que esté bien caliente; sazone con sal y mantequilla.

3. Transfiera a un plato. Espolvoree cebolletas y jugo de limón por encima.

Atender.

Información nutricional: Calorías 510 Carbohidratos: 0 g Grasas: 0 g Proteínas: 0 g

Horneado de camarones y lima con calabacín y maíz

Porciones: 4

Tiempo de cocción: 20 minutos

Ingredientes:

1 cucharada de aceite de oliva extra virgen

2 calabacines pequeños, cortados en dados de ¼ de pulgada

1 taza de granos de elote congelados

2 cebolletas, en rodajas finas

1 cucharadita de sal

½ cucharadita de comino molido

½ cucharadita de chile chipotle en polvo

1 libra de camarones pelados, descongelados si es necesario

1 cucharada de cilantro fresco finamente picado

Ralladura y jugo de 1 lima

Direcciones:

1. Precaliente el horno a 400 ° F. Engrasa la bandeja para hornear con aceite.

2. En la bandeja para hornear, combine el calabacín, el maíz, las cebolletas, la sal, el comino y el chile en polvo y mezcle bien. Organizar en una sola capa.

3. Agregue los camarones encima. Ase dentro de 15 a 20 minutos.

4. Ponga el cilantro y la ralladura de limón y el jugo, revuelva para combinar y sirva.

Información nutricional: Calorías 184 Grasa total: 5 g Carbohidratos totales: 11 g Azúcar: 3 g Fibra: 2 g Proteína: 26 g Sodio: 846 mg

Porciones de sopa de coliflor

Porciones: 10

Tiempo de cocción: 10 minutos

Ingredientes:

¾ taza de agua

2 cucharadita de aceite de oliva

1 cebolla cortada en cubitos

1 cabeza de coliflor, solo los floretes

1 lata de leche de coco entera

1 cucharadita de cúrcuma

1 cucharadita de jengibre

1 cucharadita de miel cruda

Direcciones:

1. Ponga todas las fijaciones en una olla grande y hierva durante aproximadamente 10

minutos.

2. Use una licuadora de inmersión para licuar y suavizar la sopa.

Atender.

<u>Información nutricional:</u> Carbohidratos totales 7 g Fibra dietética: 2 g
Carbohidratos netos: Proteínas: 2 g Grasas totales: 11 g Calorías: 129

Hamburguesas de camote y frijoles negros

Porciones: 6

Tiempo de cocción: 10 minutos

Ingredientes:

1/2 jalapeño, sin semillas y cortado en cubitos

1/2 taza de quinua

6 panes de hamburguesa integrales

1 lata de frijoles negros, enjuagados y escurridos

Aceite de oliva / aceite de coco, para cocinar

1 batata

1/2 taza de cebolla morada, cortada en cubitos

4 cucharadas de harina de avena sin gluten

2 dientes de ajo picados

2 cucharaditas de condimento cajún picante

1/2 taza de cilantro picado

1 cucharadita de comino

Coles

Sal al gusto

Pimienta al gusto

Para la Crema:

2 cucharadas de cilantro picado

1/2 aguacate maduro, cortado en cubitos

4 cucharadas de crema agria baja en grasa / yogur griego natural 1 cucharadita de jugo de lima

Direcciones:

1. Enjuague la quinua con agua corriente fría. Pon una taza de agua en una cacerola y caliéntala. Agregue la quinua y deje hervir.

2. Cubra, luego cocine a fuego lento hasta que toda el agua se haya absorbido, durante unos 15 minutos.

3. Apague el fuego y esponje la quinua con un tenedor. Luego transfiera la quinua a un tazón y déjela enfriar durante 5-10 minutos.

4. Pinche la papa con un tenedor y luego cocine en el microondas por unos minutos, hasta que esté completamente cocida y suave. Una vez cocida, pela la patata y déjala enfriar.

5. Agregue la papa cocida a un procesador de alimentos junto con 1 lata de frijoles negros, ½ taza de cilantro picado, 2 cucharaditas de condimento Cajun, ½

taza de cebolla picada, 1 cucharadita de comino y 2 dientes de ajo picados.

Pulsa hasta obtener una mezcla homogénea. Transfiera a un bol y agregue la quinua cocida.

6. Agregue harina de avena / salvado de avena. Mezclar bien y formar 6 hamburguesas. Coloque las empanadas en una bandeja para hornear y refrigere durante aproximadamente media hora.

7. Agregue todos los ingredientes de Crema a un procesador de alimentos. Pulsa hasta que quede suave. Ajuste la sal al gusto y refrigere.

8. Engrase una sartén con aceite y caliéntela a fuego medio.

Cocine cada lado de las hamburguesas hasta que estén ligeramente doradas, solo durante 3-4 minutos.

Sirva con crema, brotes, bollos y junto con cualquiera de sus ingredientes favoritos.

Información nutricional: 206 calorías 6 g de grasa 33,9 g de carbohidratos totales 7,9 g de proteína

Porciones de sopa de champiñones y coco

Porciones: 3

Tiempo de cocción: 10 minutos

Ingredientes:

1 cucharada de aceite de coco

1 cucharada de jengibre molido

1 taza de champiñones cremini, picados

½ cucharadita de cúrcuma

2 y ½ tazas de agua

½ taza de leche de coco enlatada

Sal marina al gusto

Direcciones:

1. Caliente el aceite de coco a fuego medio en una olla grande y agregue los champiñones. Cocine por 3-4 minutos.

2. Ponga el resto de las fijaciones y hierva. Déjelo hervir a fuego lento durante 5 minutos.

3. Divida entre tres tazones de sopa y ¡disfrútelo!

Información nutricional: Carbohidratos totales 4 g Fibra dietética: 1 g
Proteína: 2 g Grasa total: 14 g Calorías: 143

Ensalada de frutas estilo invernal

Porciones: 6

Tiempo de cocción: 0 minutos

Ingredientes:

4 batatas cocidas, en cubos (cubos de 1 pulgada) 3 peras, en cubos (cubos de 1 pulgada)

1 taza de uvas, cortadas por la mitad

1 manzana en cubos

½ taza de mitades de nueces

2 cucharadas de aceite de oliva

1 cucharada de vinagre de vino tinto

2 cucharadas de miel cruda

Direcciones:

1. Mezclar el aceite de oliva, el vinagre de vino tinto, luego la miel cruda para hacer el aderezo y reservar.

2. Combine la fruta picada, la batata y las nueces en mitades, y divida esto en seis tazones para servir. Rocíe cada tazón con el aderezo.

<u>Información nutricional:</u> Carbohidratos totales 40 g Fibra dietética: 6 g Proteínas: 3 g Grasas totales: 11 g Calorías: 251

Muslos de pollo asados con miel y zanahorias

Porciones: 4

Tiempo de cocción: 50 minutos

Ingredientes:

2 cucharadas de mantequilla sin sal, a temperatura ambiente 3 zanahorias grandes, en rodajas finas

2 dientes de ajo picados

4 muslos de pollo con hueso y piel

1 cucharadita de sal

½ cucharadita de romero seco

¼ de cucharadita de pimienta negra recién molida

2 cucharadas de miel

1 taza de caldo de pollo o caldo de verduras

Rodajas de limón, para servir

Direcciones:

1. Precaliente el horno a 400 ° F. Engrasa la bandeja para hornear con mantequilla.

2. Coloque las zanahorias y el ajo en una sola capa sobre la bandeja para hornear.

3. Ponga el pollo con la piel hacia arriba sobre las verduras y sazone con sal, romero y pimienta.

4. Ponga la miel encima y agregue el caldo.

5. Ase dentro de 40 a 45 minutos. Retirar y dejar reposar durante 5

minutos y sirva con rodajas de limón.

Información nutricional: Calorías 428 Grasa total: 28 g Carbohidratos totales: 15 g Azúcar: 11 g Fibra: 2 g Proteína: 30 g Sodio: 732 mg

Porciones de chile de pavo

Porciones: 8

Tiempo de cocción: 4 horas y 10 minutos.

Ingredientes:

1 libra de pavo molido, preferiblemente 99% magro

2 latas de frijoles rojos, enjuagados y escurridos (15 oz cada uno) 1 pimiento rojo picado

2 latas de salsa de tomate (15 oz cada una)

1 frasco de pimientos jalapeños domesticados en rodajas, escurridos (16 oz) 2 latas de tomates pequeños, cortados en cubitos (15 oz cada uno) 1 cucharada de comino

1 pimiento amarillo, picado en trozos grandes

2 latas de frijoles negros, preferiblemente enjuagados y escurridos (15 oz cada uno) 1 taza de maíz, congelado

2 cucharadas de chile en polvo

1 cucharada de aceite de oliva

Pimienta negra y sal al gusto

1 cebolla mediana, cortada en cubitos

Cebollas verdes, aguacate, queso rallado, yogur griego / crema agria, por encima, opcional

Direcciones:

1. Caliente el aceite hasta que esté caliente en una sartén grande. Una vez hecho esto, coloque con cuidado el pavo en la sartén caliente y cocine hasta que se dore. Vierta el pavo en el fondo de su olla de cocción lenta, preferiblemente 6 cuartos de galón.

2. Agregue los jalapeños, el maíz, los pimientos, la cebolla, los tomates cortados en cubitos, la salsa de tomate, los frijoles, el comino y el chile en polvo. Mezclar, luego poner pimienta y sal al gusto.

3. Tape y cocine durante 6 horas a fuego lento o 4 horas a fuego alto.

Sirva con las coberturas opcionales y disfrútelo.

Información nutricional: kcal 455 Grasas: 9 g Fibra: 19 g Proteínas: 38 g

Sopa De Lentejas Con Especias

Porciones: 5

Tiempo de cocción: 25 minutos

Ingredientes:

1 taza de cebolla amarilla (cortada en cubos)

1 taza de zanahoria (cortada en cubos)

1 taza de nabo

2 cucharadas de aceite de oliva extra virgen

2 cucharadas de vinagre balsámico

4 tazas de espinacas tiernas

2 tazas de lentejas marrones

¼ de taza de perejil fresco

Direcciones:

1. Precaliente la olla a presión a fuego medio y agregue aceite de oliva y verduras.

2. Después de 5 minutos, agregue el caldo, las lentejas y la sal en la olla y cocine a fuego lento durante 15 minutos.

3. Retire la tapa y agregue espinacas y vinagre.

4. Revuelva la sopa durante 5 minutos y apague la llama.

5. Adorne con perejil fresco.

Información nutricional: Calorías 96 Carbohidratos: 16 g Grasas: 1 g Proteínas: 4 g

Pollo con ajo y verduras

Porciones: 4

Tiempo de cocción: 45 minutos

Ingredientes:

2 cucharaditas de aceite de oliva extra virgen

1 puerro, solo la parte blanca, en rodajas finas

2 calabacines grandes, cortados en rodajas de ¼ de pulgada

4 pechugas de pollo con hueso y piel

3 dientes de ajo picados

1 cucharadita de sal

1 cucharadita de orégano seco

¼ de cucharadita de pimienta negra recién molida

½ taza de vino blanco

Jugo de 1 limón

Direcciones:

1. Precaliente el horno a 400 ° F. Engrasa la bandeja para hornear con aceite.

2. Coloque el puerro y el calabacín en la bandeja para hornear.

3. Coloque el pollo con la piel hacia arriba y espolvoree con el ajo, la sal, el orégano y la pimienta. Agrega el vino.

4. Ase dentro de 35 a 40 minutos. Retirar y dejar reposar durante 5 minutos.

5. Agregue el jugo de limón y sirva.

<u>Información nutricional:</u> Calorías 315 Grasa total: 8 g Carbohidratos totales: 12 g Azúcar: 4 g Fibra: 2 g Proteína: 44 g Sodio: 685 mg

Ensalada de salmón ahumado Porciones: 4

Tiempo de cocción: 20 minutos

Ingredientes:

2 bulbos de hinojo baby, en rodajas finas, algunas hojas reservadas 1 cucharada de alcaparras baby saladas, enjuagadas y escurridas ½ taza de yogur natural

2 cucharadas de perejil picado

1 cucharada de jugo de limón recién exprimido

2 cucharadas de cebolletas frescas picadas

1 cucharada de estragón fresco picado

180g de salmón ahumado en rodajas, bajo en sal

½ cebolla morada, en rodajas finas

1 cucharadita de cáscara de limón finamente rallada

½ taza de lentejas verdes francesas, enjuagadas

60 g de espinacas tiernas frescas

½ aguacate, en rodajas

Una pizca de azúcar en polvo

Direcciones:

1. Ponga agua en una cacerola grande con agua y hierva a fuego moderado. Una vez hirviendo; cocine las lentejas hasta que estén tiernas, durante 20 minutos; escurrir bien.

2. Mientras tanto, caliente una sartén para carbón a fuego alto con anticipación.

Rocíe las rodajas de hinojo con un poco de aceite y cocine hasta que estén tiernas, por 2

minutos por lado.

3. Procese las cebolletas, el perejil, el yogur, el estragón, la cáscara de limón y las alcaparras en un procesador de alimentos hasta que estén completamente suaves y luego sazone con pimienta al gusto.

4. Coloque la cebolla con el azúcar, el jugo y una pizca de sal en un tazón grande para mezclar. Dejar reposar un par de minutos y luego escurrir.

5. Combine las lentejas con la cebolla, el hinojo, el aguacate y las espinacas en un tazón grande para mezclar. Divida uniformemente entre los platos y luego cubra con el pescado. Espolvoree con las hojas de hinojo sobrantes y más de perejil fresco. Rocíe con el aderezo verde de la diosa. Disfrutar.

Información nutricional: kcal 368 Grasas: 14 g Fibra: 8 g Proteínas: 20 g

Ensalada de frijoles y shawarma Porciones: 2

Tiempo de cocción: 20 minutos

Ingredientes:

Para preparar ensalada

20 chips de pita

5 onzas de lechuga de primavera

10 tomates cherry

¾ Taza de perejil fresco

¼ de taza de cebolla morada (picada)

Para garbanzos

1 cucharada de aceite de oliva

1 cucharada de comino y cúrcuma

½ cucharada de pimentón y cilantro en polvo 1 pizca de pimienta negra

½ sal escasa kosher

¼ de cucharada de jengibre y canela en polvo

Para preparar el apósito

3 dientes de ajo

1 cucharada de taladro seco

1 cucharada de jugo de lima

Agua

½ taza de hummus

Direcciones:

1. Coloque una rejilla en el horno ya precalentado (204C). Mezcle los garbanzos con todas las especias y hierbas.

2. Coloque una capa fina de garbanzos en la bandeja para hornear y hornee por casi 20 minutos. Hornéalo hasta que los frijoles estén dorados.

3. Para preparar el aderezo, mezcle todos los ingredientes en un recipiente para batir y licue. Agregue agua gradualmente para obtener una suavidad adecuada.

4. Mezcle todas las hierbas y especias para preparar la ensalada.

5. Para servir, agregue chips de pita y frijoles en la ensalada y rocíe un poco de aderezo.

Información nutricional: Calorías 173 Carbohidratos: 8 g Grasas: 6 g Proteínas: 19 g

Porciones de arroz frito con piña

Porciones: 4

Tiempo de cocción: 20 minutos

Ingredientes:

2 zanahorias, peladas y ralladas

2 cebollas verdes, en rodajas

3 cucharadas de salsa de soja

1/2 taza de jamón cortado en cubitos

1 cucharada de aceite de sésamo

2 tazas de piña enlatada / fresca, cortada en cubitos

1/2 cucharadita de jengibre en polvo

3 tazas de arroz integral cocido

1/4 cucharadita de pimienta blanca

2 cucharadas de aceite de oliva

1/2 taza de guisantes congelados

2 dientes de ajo picados

1/2 taza de maíz congelado

1 cebolla cortada en cubitos

Direcciones:

1. Ponga 1 cucharada de aceite de sésamo, 3 cucharadas de salsa de soja, 2 pizcas de pimienta blanca y 1/2 cucharadita de jengibre en polvo en un tazón. Mezclar bien y reservar.

2. Precaliente el aceite en una sartén. Agrega el ajo junto con la cebolla picada.

Cocine durante unos 3-4 minutos, revolviendo con frecuencia.

3. Agregue 1/2 taza de guisantes congelados, zanahorias ralladas y 1/2 taza de maíz congelado.

Revuelva hasta que las verduras estén tiernas, solo por unos minutos.

4. Agregue la mezcla de salsa de soja, 2 tazas de piña picada, ½ taza de jamón picado, 3 tazas de arroz integral cocido y cebollas verdes en rodajas.

Cocine durante unos 2-3 minutos, revolviendo con frecuencia. ¡Atender!

Información nutricional: 252 calorías 12,8 g de grasa 33 g de carbohidratos totales 3 g de proteína

Porciones de sopa de lentejas

Porciones: 2

Tiempo de cocción: 30 minutos

Ingredientes:

2 zanahorias, medianas y cortadas en cubitos

2 cucharadas. Zumo de Limón, fresco

1 cucharada. Polvo de cúrcuma

1/3 taza de lentejas cocidas

1 cucharada. Almendras picadas

1 tallo de apio, cortado en cubitos

1 manojo de perejil recién picado

1 cebolla amarilla, grande y picada

Pimienta negra recién molida

1 chirivía, mediana y picada

½ cucharadita Comino en polvo

3 ½ tazas de agua

½ cucharadita Sal rosada del Himalaya

4 hojas de col rizada, picadas aproximadamente

Direcciones:

1. Para empezar, coloque las zanahorias, la chirivía, una cucharada de agua y la cebolla en una olla mediana a fuego medio.

2. Cocine la mezcla de verduras durante 5 minutos mientras la revuelve de vez en cuando.

3. Luego, agregue las lentejas y las especias. Combine bien.

4. Después de eso, vierta agua en la olla y hierva la mezcla.

5. Ahora, reduzca el fuego a bajo y déjelo hervir a fuego lento durante 20

minutos.

6. Apague el fuego y retírelo del fuego. Agregue la col rizada, el jugo de limón, el perejil y la sal.

7. Luego, revuelva bien hasta que todo se junte.

8. Cúbralo con almendras y sírvalo caliente.

Información nutricional: Calorías: 242KcalProteínas: 10g Carbohidratos: 46g Grasas: 4g

Deliciosa ensalada de atún porciones

Porciones: 2

Tiempo de cocción: 15 minutos

Ingredientes:

2 latas de atún envasadas en agua (5 oz cada una), escurridas ¼ de taza de mayonesa

2 cucharadas de albahaca fresca picada

1 cucharada de jugo de limón recién exprimido

2 cucharadas de pimientos rojos asados al fuego, picados ¼ taza de aceitunas kalamata o mixtas, picadas

2 tomates grandes maduros en rama

1 cucharada de alcaparras

2 cucharadas de cebolla morada picada

Pimienta y sal al gusto

Direcciones:

1. Agregue todos los elementos (excepto los tomates) en un tazón grande para mezclar; revuelva bien los ingredientes hasta que se combinen bien.

Corta los tomates en sextos y luego haz palanca con cuidado para abrirlos. Coloque la mezcla de ensalada de atún preparada en el medio; sirva inmediatamente y disfrute.

Información nutricional: kcal 405 Grasas: 24 g Fibra: 3,2 g Proteínas: 37 g

Alioli Con Huevos

Porciones: 12

Tiempo de cocción: 0 minutos

Ingredientes:

2 yemas de huevo

1 ajo rallado

2 cucharadas. agua

½ taza de aceite de oliva virgen extra

¼ de taza de jugo de limón, recién exprimido, sin pepitas ¼ de cucharadita. sal marina

Una pizca de pimienta de cayena en polvo

Pizca de pimienta blanca, al gusto

Direcciones:

1. Vierta el ajo, las yemas de huevo, la sal y el agua en la licuadora; procesar hasta que quede suave. Poner aceite de oliva a chorro lento hasta que emulsione el aderezo.

2. Agregue los ingredientes restantes. Sabor; ajuste el condimento si es necesario.

Vierta en un recipiente hermético; utilizar según sea necesario.

Información nutricional: Calorías 100 Carbohidratos: 1 g Grasas: 11 g Proteínas: 0 g

Espagueti con salsa de champiñones y hierbas

Ingredientes:

200 gramos / 6.3 oz alrededor de una gran porción de un paquete de espaguetis finos de trigo *

140 gramos de champiñones cortados y limpios 12-15 piezas *

¼ taza de crema

3 tazas de leche

2 cucharadas de aceite de oliva para cocinar además de 2 cucharaditas más de aceite o margarina licuada para incluir 1,5 cucharadas de harina a la mitad

½ taza de cebollas picadas

¼ a ½ taza de queso cheddar parmesano molido crujiente

Un par de trozos de pimienta negra

Sal al gusto

2 cucharaditas de tomillo seco o nuevo *

Manojo de hojas de albahaca nuevas chiffonade

Direcciones:

1. Cocine la pasta todavía algo firme como lo indica el paquete.

2. Mientras se cocina la pasta, debemos comenzar a hacer la salsa.

3. Caliente las 3 tazas de leche en el microondas durante 3 minutos o en la estufa hasta que quede un guiso.

4. Al mismo tiempo calentar 2 cucharadas de aceite en un recipiente antiadherente a fuego medio alto y cocinar los champiñones cortados. Cocine por alrededor de 2

minutos.

5. Desde el principio, los champiñones descargarán algo de agua, luego se evaporará a largo plazo y se volverán frescos cada uno.

6. Luego, baje el fuego a medio, incluya las cebollas y cocine por 1 momento.

7. Incluya ahora 2 cucharaditas de crema para untar suavizada y espolvoree un poco de harina.

8. Mezclar durante 20 segundos.

9. Incluya la leche tibia mezclando constantemente para formar una salsa suave.

10. Cuando la salsa espese, es decir, se convierta en un guiso, apague el fuego.

11. Incluya ahora ¼ de taza de queso cheddar de parmesano molido. Mezclar hasta que quede suave. Durante 30 segundos.

12. Incluya ahora la sal, la pimienta y el tomillo.

13. Haz una prueba. Modifique el saborizante si es necesario.

14. Mientras tanto, la pasta debe burbujear todavía algo firme.

15. Cuele el agua tibia en un colador. Mantener el grifo abierto y verter agua fría para detener su cocción, canalizar toda el agua y echarla con la salsa.

16. Si no come rápidamente, no mezcle la pasta con la salsa. Mantenga la pasta separada, cubierta con aceite y asegurada.

17. Sirva caliente con más pizca de queso cheddar parmesano.

¡Agradecer!

Sopa De Arroz Integral Y Shitake Miso Con Cebolletas

Porciones: 4

Tiempo de cocción: 45 minutos

Ingredientes:

2 cucharadas de aceite de sésamo

1 taza de tapas de hongos shiitake en rodajas finas

1 diente de ajo picado

1 pieza (1½ pulgada) de jengibre fresco, pelado y en rodajas 1 taza de arroz integral de grano mediano

½ cucharadita de sal

1 cucharada de miso blanco

2 cebolletas, en rodajas finas

2 cucharadas de cilantro fresco finamente picado Direcciones:

1. Caliente el aceite a fuego medio-alto en una olla grande.

2. Agregue los champiñones, el ajo y el jengibre y saltee hasta que los champiñones comiencen a ablandarse unos 5 minutos.

3. Ponga el arroz y revuelva para cubrir con el aceite uniformemente. Agregue 2 tazas de agua y sal y hierva.

4. Cocine a fuego lento entre 30 y 40 minutos. Use un poco de caldo de sopa para ablandar el miso, luego revuélvalo en la olla hasta que esté bien mezclado.

5. Mezcle las cebolletas más el cilantro y sirva.

Información nutricional: Calorías 265 Grasa total: 8 g Carbohidratos totales: 43 g Azúcar: 2 g Fibra: 3 g Proteína: 5 g Sodio: 456 mg

Trucha de mar a la brasa con aderezo de ajo y perejil

Porciones: 8

Tiempo de cocción: 25 minutos

Ingredientes:

3 ½ libras de filete de trucha, preferiblemente trucha marina, deshuesada y con piel

4 dientes de ajo, cortados en rodajas finas

2 cucharadas de alcaparras, picadas en trozos grandes

½ taza de hojas de perejil de hoja plana, frescas

1 chile rojo, preferiblemente largo; en rodajas finas 2 cucharadas de jugo de limón, recién exprimido ½ taza de aceite de oliva

Rodajas de limón, para servir

Direcciones:

1. Unte las truchas con aproximadamente 2 cucharadas de aceite; asegúrese de que todos los lados estén bien cubiertos. Precalienta tu barbacoa a fuego alto, preferiblemente con la campana cerrada. Disminuya el fuego a medio;

Coloque la trucha rebozada en el plato de barbacoa, preferiblemente por el lado de la piel. Cocine hasta que esté parcialmente cocido y se ponga dorado, durante un par de minutos. Gire con cuidado la trucha; cocine hasta que esté bien cocido, durante 12 a 15 minutos, con la campana cerrada. Transfiera el filete a una fuente de servir grande.

2. Mientras tanto, caliente el aceite sobrante; ajo a fuego lento en una cacerola pequeña hasta que esté completamente caliente; el ajo comienza a cambiar de color. Retire, luego agregue las alcaparras, el jugo de limón y el chile.

Rocíe las truchas con el aderezo preparado y luego espolvoree con las hojas frescas de perejil. Sirva inmediatamente con rodajas de limón fresco, disfrútelo.

Información nutricional: kcal 170 Grasas: 30 g Fibra: 2 g Proteínas: 37 g

Ingredientes de envolturas de garbanzos y coliflor al curry:

1 jengibre fresco

2 dientes de ajo

1 lata de garbanzos

1 cebolla morada

8 onzas de cogollos de coliflor

1 cucharadita de Garam Masala

2 cucharadas de almidón de arrurruz

1 limón

1 paquete de cilantro fresco

1/4 taza de yogur vegano

4 envolturas

3 cucharadas de coco rallado

4 onzas de espinacas tiernas

1 cucharada de aceite vegetal

1 cucharadita de sal y pimienta al gusto

Direcciones:

1. Precaliente la estufa a 400 ° F (205 ° C). Pele y pique 1 cucharadita de jengibre. Pica el ajo. Canalizar y lavar los garbanzos. Pelar y cortar escasamente la cebolla morada. Partir el limón.

2. Cubra una placa calefactora con 1 cucharada de aceite vegetal. En un tazón enorme, consolida el jengibre picado, el ajo, el jugo de una gran porción del limón, los garbanzos, la cebolla morada cortada, los floretes de coliflor, el garam masala, el almidón de arrurruz y 1/2 cucharadita de sal. Pase a la bandeja de preparación y la comida en el asador hasta que la coliflor esté delicada y salteada en algunos lugares, alrededor de 20 a 25 minutos.

3. Corta las hojas de cilantro y los tallos delicados. En un tazón pequeño, mezcle el cilantro, el yogur, 1 cucharada de jugo de limón y una pizca de sal y pimienta.

4. Coloque los envoltorios con papel de aluminio y póngalos en la estufa para que se calienten entre 3 y 4 minutos.

5. Coloque una pequeña sartén antiadherente a fuego medio e incluya el coco destruido. Tuesta, agitando el plato habitualmente hasta que esté finamente cocido, alrededor de 2 a 3 minutos.

6. Coloque las espinacas infantiles y las verduras cocidas entre las envolturas calientes. Colocar los rollitos de coliflor y garbanzos en platos enormes y espolvorear con la salsa de cilantro, espolvorear con coco tostado.

Sopa de fideos de trigo sarraceno

Porciones: 4

Tiempo de cocción: 25 minutos

Ingredientes:

2 tazas de Bok Choy, picado

3 cucharadas Tamari

3 paquetes de fideos de trigo sarraceno

2 tazas de frijoles Edamame

7 oz. Hongos Shiitake, picados

4 tazas de agua

1 cucharadita El jengibre rallado

Pizca de sal

1 diente de ajo rallado

Direcciones:

1. Primero, coloque el agua, el jengibre, la salsa de soja y el ajo en una olla mediana a fuego medio.

2. Hierva la mezcla de jengibre y salsa de soja y luego agregue el edamame y el shiitake.

3. Continúe cocinando durante 7 minutos más o hasta que estén tiernos.

4. Luego, cocine los fideos soba siguiendo las Instrucciones: que se encuentran en el paquete hasta que estén cocidos. Lavar y escurrir bien.

5. Ahora, agregue el bok choy a la mezcla de shiitake y cocine por un minuto más o hasta que el bok choy se ablande.

6. Por último, repartir los fideos soba entre los platos hondos y cubrir con la mezcla de champiñones.

Información nutricional: Calorías: 234KcalProteínas: 14.2g Carbohidratos: 35.1g Grasas: 4g

Ensalada fácil de salmón Porciones

Porciones: 1

Tiempo de cocción: 0 minutos

Ingredientes:

1 taza de rúcula orgánica

1 lata de salmón silvestre

½ de aguacate, en rodajas

1 cucharada de aceite de oliva

1 cucharadita de mostaza de Dijon

1 cucharadita de sal marina

Direcciones:

1. Comience batiendo el aceite de oliva, la mostaza de Dijon y la sal marina en un tazón para hacer el aderezo. Dejar de lado.

2. Ensamble la ensalada con la rúcula como base y cubra con el salmón y el aguacate en rodajas.

3. Rocíe con el aderezo.

Información nutricional: Carbohidratos totales 7 g Fibra dietética: 5 g

Proteínas: 48 g Grasas totales: 37 g Calorías: 553

Porciones de sopa de verduras

Porciones: 4

Tiempo de cocción: 40 minutos

Ingredientes:

1 cucharada. Aceite de coco

2 tazas de col rizada picada

2 tallos de apio, cortados en cubitos

½ de 15 oz. lata de frijoles blancos, escurridos y enjuagados 1 cebolla, grande y cortada en cubitos

¼ de cucharadita Pimienta negra

1 zanahoria mediana y cortada en cubitos

2 tazas de coliflor, cortada en floretes

1 cucharadita Cúrcuma, molido

1 cucharadita Sal marina

3 dientes de ajo picados

6 tazas de caldo de verduras

Direcciones:

1. Para empezar, caliente el aceite en una olla grande a fuego medio-bajo.

2. Agregue la cebolla a la olla y saltee durante 5 minutos o hasta que se ablande.

3. Ponga la zanahoria más el apio en la olla y continúe cocinando por otros 4 minutos o hasta que las verduras se ablanden.

4. Ahora, agregue la cúrcuma, el ajo y el jengibre a la mezcla. Revuelva bien.

5. Cocine la mezcla de verduras durante 1 minuto o hasta que esté fragante.

6. Luego, vierta el caldo de verduras junto con sal y pimienta y lleve la mezcla a ebullición.

7. Una vez que comience a hervir, agregue la coliflor. Reduzca el fuego y cocine a fuego lento la mezcla de verduras durante 13 a 15 minutos o hasta que la coliflor se ablande.

8. Finalmente, agregue los frijoles y la col rizada — Cocine en 2 minutos.

9. Sírvelo caliente.

Información nutricional: Calorías 192 Kcal Proteínas: 12,6 g Carbohidratos: 24,6 g Grasas: 6,4 g

Raciones de camarones con ajo y limón

Porciones: 4

Tiempo de cocción: 15 minutos

Ingredientes:

1 y ¼ libras de camarones, hervidos o al vapor

3 cucharadas de ajo picado

¼ de taza de jugo de limón

2 cucharadas de aceite de oliva

¼ taza de perejil

Direcciones:

1. Tome una sartén pequeña y colóquela a fuego medio, agregue el ajo y el aceite y cocine revolviendo por 1 minuto.

2. Agregue el perejil, el jugo de limón y sazone con sal y pimienta según corresponda.

3. Agregue los camarones en un tazón grande y transfiera la mezcla de la sartén sobre los camarones.

4. Enfríe y sirva.

Información nutricional: Calorías: 130 Grasa: 3 g Carbohidratos: 2 g
Proteína: 22 g

Pechuga Con Queso Azul

Porciones: 6

Tiempo de cocción: 8 Hrs. 10 minutos

Ingredientes:

1 taza de agua

1/2 cucharada de pasta de ajo

1/4 taza de salsa de soja

1 ½ lb. de pechuga de carne en conserva

1/3 cucharadita de cilantro molido

1/4 de cucharadita de clavo molido

1 cucharada de aceite de oliva

1 chalota picada

2 onzas. queso azul, desmenuzado

Spray para cocinar

Direcciones:

1. Coloque una sartén a fuego moderado y agregue aceite a calentar.

2. Agregue las chalotas y revuelva y cocine por 5 minutos.

3. Agregue la pasta de ajo y cocine por 1 minuto.

4. Transfiera a la olla de cocción lenta, engrasada con aceite en aerosol.

5. Coloque la pechuga en la misma sartén y dore hasta que esté dorada por ambos lados.

6. Transfiera la carne a la olla de cocción lenta junto con otros ingredientes excepto el queso.

7. Ponga su tapa y cocine por 8 hrs. a fuego lento.

8. Adorne con queso y sirva.

Información nutricional: Calorías 397, proteínas 23,5 g, grasas 31,4 g, carbohidratos 3,9 g, fibra 0 g

Soba fría con aderezo de miso

Ingredientes:

6 oz de fideos soba de trigo sarraceno

1/2 taza de zanahorias trituradas

1 taza de edamame solidificado sin cáscara, descongelado 2 pepinos persas, cortados

1 taza de cilantro picado

1/4 taza de semillas de sésamo

2 cucharadas de semillas de sésamo oscuro

Aderezo de miso blanco (rinde 2 tazas)

2/3 taza de pegamento de miso blanco

Jugo de 2 limones medianos

4 cucharadas de vinagre de arroz

4 cucharadas de aceite de oliva virgen adicional

4 cucharadas de naranja exprimida

2 cucharadas de jengibre molido nuevo

2 cucharadas de sirope de arce

Direcciones:

1. Cocine los fideos soba de acuerdo con las pautas del paquete (asegúrese de no cocinarlos demasiado o se volverán pegajosos y permanecerán juntos). Canaliza bien y pasa a un tazón enorme 2. Incluye zanahorias, edamame, pepino, cilantro y semillas de sésamo.

3. Para preparar el apósito, consolidar cada una de las fijaciones en una licuadora. Mezclar hasta que quede suave

4. Vierta la medida deseada de aderezo sobre los fideos (utilizamos aproximadamente una taza y media)

Trozos de coliflor de búfalo al horno

Porciones: 2

Tiempo de cocción: 35 minutos

Ingredientes:

¼ de taza de agua

¼ de taza de harina de banana

Una pizca de sal y pimienta

1 pieza de coliflor mediana, cortada en trozos pequeños ½ taza de salsa picante

2 cucharadas de mantequilla derretida

Aderezo de queso azul o ranchero (opcional)

Direcciones:

1. Precaliente su horno a 425 ° F. Mientras tanto, forre una bandeja para hornear con papel de aluminio.

2. Combine el agua, la harina y una pizca de sal y pimienta en un tazón grande para mezclar.

3. Mezclar bien hasta que esté bien combinado.

4. Agregue la coliflor; revuelva para cubrir completamente.

5. Transfiera la mezcla a la bandeja para hornear. Hornee por 15 minutos, volteando una vez.

6. Mientras hornea, combine la salsa picante y la mantequilla en un tazón pequeño.

7. Vierta la salsa sobre la coliflor horneada.

8. Regrese la coliflor horneada al horno y hornee más por 20

minutos.

9. Sirva inmediatamente con un aderezo ranch a un lado, si lo desea.

Información nutricional: Calorías: 168 Grasas Cal: 5,6 g Proteína: 8,4 g Carbohidratos: 23,8 g Fibra: 2,8 g

Pollo al horno con ajo, albahaca y tomates

Porciones: 4

Tiempo de cocción: 30 minutos

Ingredientes:

½ cebolla amarilla mediana

2 cucharadas de aceite de oliva

3 dientes de ajo picados

1 taza de albahaca (cortada sin apretar)

1 libra de pechuga de pollo deshuesada

14.5 onzas de tomates picados italianos

Sal pimienta

4 calabacines medianos (en espiral en fideos) 1 cucharada de pimiento rojo triturado

2 cucharadas de aceite de oliva

Direcciones:

1. Golpee los trozos de pollo con una sartén para una cocción rápida. Espolvorea sal, pimienta y aceite sobre los trozos de pollo y marina ambos lados del pollo por igual.

2. Fríe los trozos de pollo en una sartén grande caliente durante 2-3 minutos por cada lado.

3. Saltee la cebolla en la misma sartén hasta que se dore. Agregue tomates, hojas de albahaca y ajo.

4. Cocine a fuego lento durante 3 minutos y agregue todas las especias y el pollo en la sartén.

5. Sírvelo en el plato junto con los zoodles picantes.

Información nutricional: Calorías 44 Carbohidratos: 7 g Grasas: 0 g
Proteínas: 2 g

Sopa cremosa de coliflor con cúrcuma

Porciones: 4

Tiempo de cocción: 15 minutos

Ingredientes:

2 cucharadas de aceite de oliva extra virgen

1 puerro, solo la parte blanca, en rodajas finas

3 tazas de floretes de coliflor

1 diente de ajo pelado

1 pieza (1¼ pulgada) de jengibre fresco, pelado y en rodajas 1½ cucharaditas de cúrcuma

½ cucharadita de sal

¼ de cucharadita de pimienta negra recién molida

¼ de cucharadita de comino molido

3 tazas de caldo de verduras

1 taza entera: leche de coco

¼ de taza de cilantro fresco finamente picado

Direcciones:

1. Caliente el aceite a fuego alto en una olla grande.

2. Saltee el puerro dentro de 3 a 4 minutos.

3. Ponga la coliflor, el ajo, el jengibre, la cúrcuma, la sal, la pimienta y el comino y saltee durante 1 a 2 minutos.

4. Poner el caldo y hervir.

5. Cocine a fuego lento dentro de los 5 minutos.

6. Haga puré la sopa con una licuadora de inmersión hasta que quede suave.

7. Agregue la leche de coco y el cilantro, caliente y sirva.

Información nutricional: Calorías 264 Grasa total: 23 g Carbohidratos totales: 12 g Azúcar: 5 g Fibra: 4 g Proteína: 7 g Sodio: 900 mg

Arroz integral con champiñones, col rizada y camote

Porciones: 4

Tiempo de cocción: 50 minutos

Ingredientes:

¼ taza de aceite de oliva extra virgen

4 tazas de hojas de col rizada picadas en trozos grandes

2 puerros, solo las partes blancas, en rodajas finas

1 taza de champiñones en rodajas

2 dientes de ajo picados

2 tazas de batatas peladas y cortadas en dados de ½ pulgada 1 taza de arroz integral

2 tazas de caldo de verduras

1 cucharadita de sal

¼ de cucharadita de pimienta negra recién molida

¼ de taza de jugo de limón recién exprimido

2 cucharadas de perejil fresco de hoja plana finamente picado <u>Direcciones:</u>

1. Caliente el aceite a fuego alto.

2. Agregue la col rizada, los puerros, los champiñones y el ajo y saltee hasta que estén suaves, aproximadamente 5 minutos.

3. Agregue las batatas y el arroz y saltee durante unos 3 minutos.

4. Agregue el caldo, la sal y la pimienta y hierva. Cocine a fuego lento entre 30 y 40

minutos.

5. Combine el jugo de limón y el perejil, luego sirva.

<u>Información nutricional:</u> Calorías 425 Grasa: 15 g Carbohidratos totales: 65 g Azúcar: 6 g Fibra: 6 g Proteína: 11 g Sodio: 1045 mg

Receta de tilapia al horno con cobertura de nuez y romero

Porciones: 4

Tiempo de cocción: 20 minutos

Ingredientes:

4 filetes de tilapia (4 onzas cada uno)

½ cucharadita de azúcar morena o azúcar de palma de coco 2 cucharaditas de romero fresco picado

1/3 taza de nueces pecanas crudas, picadas

Una pizca de pimienta de cayena

1 ½ cucharadita de aceite de oliva

1 clara de huevo grande

1/8 cucharadita de sal

1/3 taza de pan rallado panko, preferiblemente de trigo integral

Direcciones:

1. Caliente su horno a 350 F.

2. Revuelva las nueces con el pan rallado, el azúcar de palma de coco, el romero, la pimienta de cayena y la sal en una fuente para hornear pequeña. Agrega el aceite de oliva; sacudida.

3. Hornee dentro de 7 a 8 minutos, hasta que la mezcla se torne ligeramente dorada.

4. Ajuste el fuego a 400 F y cubra una fuente para hornear de vidrio grande con un poco de aceite en aerosol.

5. Batir la clara de huevo en un plato llano. Trabajar en lotes; sumerja el pescado (una tilapia a la vez) en la clara de huevo y luego, cubra ligeramente con la mezcla de nueces. Coloque los filetes rebozados en la fuente para hornear.

6. Presione la mezcla de nueces sobrantes sobre los filetes de tilapia.

7. Hornee dentro de 8 a 10 minutos. Sirva inmediatamente y disfrute.

Información nutricional: kcal 222 Grasas: 10 g Fibra: 2 g Proteínas: 27 g

Wrap de tortilla de frijoles negros

Porciones: 2

Tiempo de cocción: 0 minutos

Ingredientes:

¼ de taza de elote

1 puñado de albahaca fresca

½ taza de rúcula

1 cucharada de levadura nutricional

¼ de taza de frijoles negros enlatados

1 melocotón en rodajas

1 cucharadita de jugo de limón

2 tortillas sin gluten

Direcciones:

1. Divida los frijoles, el maíz, la rúcula y los duraznos entre las dos tortillas.

2. Cubra cada tortilla con la mitad de la albahaca fresca y el jugo de limón.

<u>Información nutricional:</u> Carbohidratos totales 44 g Fibra dietética: 7 g

Proteínas: 8 g Grasas totales: 1 g Calorías: 203

Pollo De Frijoles Blancos Con Verduras Verdes De Invierno

Porciones: 8

Tiempo de cocción: 45 minutos

Ingredientes:

4 dientes de ajo

1 cucharada de aceite de oliva

3 chirivías medianas

1 kg de pollo en cubos pequeños

1 cucharadita de comino en polvo

2 fugas y 1 pieza verde

2 zanahorias (cortadas en cubos)

1 ¼ de frijoles blancos (remojados durante la noche)

½ cucharadita de orégano seco

2 cucharaditas de sal kosher

Hojas de cilantro

1 1/2 cucharadas de chiles anchos molidos

Direcciones:

1. Cocine el ajo, los puerros, el pollo y el aceite de oliva en una olla grande a fuego medio durante 5 minutos.

2. Ahora agregue las zanahorias y las chirivías, y después de revolver durante 2 minutos, agregue todos los ingredientes de condimento.

3. Revuelva hasta que comience a salir fragante.

4. Ahora agregue frijoles y 5 tazas de agua en la olla.

5. Llevar a ebullición y reducir la llama.

6. Dejar hervir a fuego lento casi 30 minutos y decorar con perejil y hojas de cilantro.

Información nutricional: Calorías 263 Carbohidratos: 24 g Grasas: 7 g Proteínas: 26 g

Salmón al horno con hierbas

Porciones: 2

Tiempo de cocción: 15 minutos

Ingredientes:

10 onzas. Filete de salmón

1 cucharadita Aceite de oliva

1 cucharadita Cariño

1 cucharadita Estragón, fresco

1/8 cucharadita Sal

2 cucharaditas Mostaza de Dijon

¼ de cucharadita Tomillo seco

¼ de cucharadita Orégano seco

Direcciones:

1. Precaliente el horno a 425 ° F.

2. Después de eso, combine todos los ingredientes, excepto el salmón, en un tazón mediano.

3. Ahora, vierta esta mezcla uniformemente sobre el salmón.

4. Luego, coloque el salmón con la piel hacia abajo en la bandeja para hornear forrada con papel pergamino.

5. Finalmente, hornee por 8 minutos o hasta que el pescado se desmenuce.

Información nutricional: Calorías: 239KcalProteínas: 31g Carbohidratos: 3g Grasas: 11g

Ensalada de pollo con yogur griego

Ingredientes:

Pollo picado

Manzana verde

cebolla roja

Apio

Arándanos secos

Direcciones:

1. La porción de pollo con yogur griego de verduras mixtas es un pensamiento extraordinario para preparar la cena. Puede colocarlo en un empujón artesanal y comer solo eso o puede empacarlo en un compartimento de súper preparación con más verduras, papas fritas, etc. Aquí hay algunas recomendaciones de servicio.

2. Con un poco de tostada

3. En una tortilla con lechuga

4. Con papas fritas o galletas saladas

5. En un poco de lechuga helada (¡opción baja en carbohidratos!)

Ensalada de garbanzos machacados

Ingredientes:

1 aguacate

1/2 limón crujiente

1 lata de garbanzos agotados (19 oz)

1/4 taza de cebolla morada cortada

2 tazas de tomates uva cortados

2 tazas de pepino cortado en cubitos

1/2 taza de perejil crujiente

3/4 taza de pimiento verde cortado en cubitos

Vendaje

1/4 taza de aceite de oliva

2 cucharadas de vinagre de vino tinto

1/2 cucharadita de comino

sal y pimienta

Direcciones:

1. Corte el aguacate en cuadrados 3D y colóquelo en un tazón. Presione el jugo de 1/2 limón sobre el aguacate y mezcle delicadamente para consolidar.

2. Incluya la porción restante de ingredientes de verduras mixtas y tírelos delicadamente para unirlos.

3. Refrigere al menos una hora antes de servir.

Porciones de Ensalada Valencia

Porciones: 10

Tiempo de cocción: 0 minutos

Ingredientes:

1 cucharadita Aceitunas Kalamata en aceite, deshuesadas, escurridas ligeramente, partidas por la mitad, cortadas en juliana

1 cabeza, lechuga romana pequeña, enjuagada, hilada y cortada en trozos pequeños

½ pieza, chalota pequeña, en juliana

1 cucharadita mostaza de Dijon

½ pequeño satsuma o mandarina, solo pulpa

1 cucharadita vinagre de vino blanco

1 cucharadita aceite de oliva virgen extra

1 pizca de tomillo fresco picado

Pizca de sal marina

Pizca de pimienta negra, al gusto

Direcciones:

1. Combine vinagre, aceite, tomillo fresco, sal, mostaza, pimienta negra y miel, si se usa. Batir bien hasta que el aderezo emulsione un poco.

2. Mezcle los ingredientes restantes de la ensalada en una ensaladera.

3. Rocíe el aderezo por encima cuando esté a punto de servir. Sirva inmediatamente con 1 rebanada si es pan de masa madre sin azúcar o salado.

Información nutricional: Calorías 238 Carbohidratos: 23 g Grasas: 15 g Proteínas: 8 g

Porciones de sopa "Eat Your Greens"

Porciones: 4

Tiempo de cocción: 20 minutos

Ingredientes:

¼ taza de aceite de oliva extra virgen

2 puerros, solo las partes blancas, en rodajas finas

1 bulbo de hinojo, recortado y en rodajas finas

1 diente de ajo pelado

1 manojo de acelgas, picadas en trozos grandes

4 tazas de col rizada picada en trozos grandes

4 tazas de hojas de mostaza picadas en trozos grandes

3 tazas de caldo de verduras

2 cucharadas de vinagre de sidra de manzana

1 cucharadita de sal

¼ de cucharadita de pimienta negra recién molida

¼ de taza de anacardos picados (opcional)

Direcciones:

1. Caliente el aceite a fuego alto en una olla grande.

2. Agregue los puerros, el hinojo y el ajo y saltee hasta que se ablanden, durante unos 5 minutos.

3. Agregue las acelgas, la col rizada y las hojas de mostaza y saltee hasta que las hojas se marchiten, de 2 a 3 minutos.

4. Poner el caldo y hervir.

5. Cocine a fuego lento dentro de los 5 minutos.

6. Agregue el vinagre, la sal, la pimienta y los anacardos (si los usa).

7. Haga puré la sopa con una licuadora de inmersión hasta que quede suave y sirva.

Información nutricional: Calorías 238 Grasa total: 14 g Carbohidratos totales: 22 g Azúcar: 4 g Fibra: 6 g Proteína: 9 g Sodio: 1294 mg

Salmón Miso Y Judías Verdes

Porciones: 4

Tiempo de cocción: 25 minutos

Ingredientes:

1 cucharada de aceite de sésamo

1 libra de ejotes, cortados

1 libra de filetes de salmón con piel, cortados en 4 filetes ¼ taza de miso blanco

2 cucharaditas de salsa de soja o tamari sin gluten 2 cebolletas, en rodajas finas

Direcciones:

1. Precaliente el horno a 400 ° F. Engrasa la bandeja para hornear con aceite.

2. Ponga las judías verdes, luego el salmón encima de las judías verdes y unte cada pieza con el miso.

3. Ase dentro de 20 a 25 minutos.

4. Rocíe con el tamari, espolvoree con las cebolletas y sirva.

Información nutricional: Calorías 213 Grasa total: 7 g Carbohidratos totales: 13 g Azúcar: 3 g Fibra: 5 g Proteína: 27 g Sodio: 989 mg

Sopa de puerro, pollo y espinacas

Porciones: 4

Tiempo de cocción: 15 minutos

Ingredientes:

3 cucharadas de mantequilla sin sal

2 puerros, solo las partes blancas, en rodajas finas

4 tazas de espinacas tiernas

4 tazas de caldo de pollo

1 cucharadita de sal

¼ de cucharadita de pimienta negra recién molida

2 tazas de pollo rostizado desmenuzado

1 cucharada de cebollino fresco en rodajas finas

2 cucharaditas de ralladura de limón rallada o picada

Direcciones:

1. Disuelva la mantequilla a fuego alto en una olla grande.

2. Agregue los puerros y saltee hasta que se ablanden y comiencen a dorarse, 3

a 5 minutos.

3. Agregue las espinacas, el caldo, la sal y la pimienta y hierva.

4. Cocine a fuego lento dentro de 1 a 2 minutos.

5. Coloque el pollo y cocine dentro de 1 a 2 minutos.

6. Espolvoree con el cebollino y la ralladura de limón y sirva.

Información nutricional: Calorías 256 Grasa total: 12 g Carbohidratos totales: 9 g Azúcar: 3 g Fibra: 2 g Proteína: 27 g Sodio: 1483 mg

Dark Choco Bombs

Porciones: 24

Tiempo de cocción: 5 minutos

Ingredientes:

1 taza de crema espesa

1 taza de queso crema ablandado

1 cucharadita de esencia de vainilla

1/2 taza de chocolate amargo

2 onzas. Stevia

Direcciones:

1. Derrita el chocolate en un bol calentándolo en el microondas.

2. Batir el resto de los ingredientes en una batidora hasta que quede esponjoso, luego incorporar el chocolate derretido.

3. Mezcle bien, luego divida la mezcla en una bandeja para muffins forrada con moldes para muffins.

4. Refrigere por 3 horas.

5. Sirva.

<u>Información nutricional:</u> Calorías 97 Grasa 5 g, Carbohidratos 1 g, Proteína 1 g, Fibra 0 g

Pimientos Rellenos Italianos

Porciones: 6

Tiempo de cocción: 40 minutos

Ingredientes:

1 cucharadita de ajo en polvo

1/2 taza de mozzarella, rallada

1 libra de carne molida magra

1/2 taza de queso parmesano

3 pimientos morrones, cortados por la mitad a lo largo, sin tallos, semillas y costillas

1 paquete (10 oz.) De espinacas congeladas

2 tazas de salsa marinara

1/2 cucharadita de sal

1 cucharadita de condimento italiano

Direcciones:

1. Cubra una bandeja para hornear forrada con papel de aluminio con spray antiadherente. Coloca los pimientos en el molde para hornear.

2. Agregue el pavo a una sartén antiadherente y cocine a fuego medio hasta que ya no esté rosado.

3. Cuando esté casi cocido, agregue 2 tazas de salsa marinara y condimentos — Cocine por unos 8-10 minutos.

4. Agregue las espinacas junto con 1/2 taza de queso parmesano. Revuelva hasta que esté bien combinado.

5. Agregue media taza de la mezcla de carne en cada pimiento y divida el queso entre todos: precaliente el horno a 450 F.

6. Hornee los pimientos durante unos 25-30 minutos. Dejar enfriar y servir.

Información nutricional: 150 calorías 2 g de grasa 11 g de carbohidratos totales 20 g de proteína

Trucha ahumada envuelta en lechuga

Porciones: 4

Tiempo de cocción: 45 minutos

Ingredientes:

¼ de taza de papas asadas con sal

1 taza de tomates uva

½ taza de hojas de albahaca

16 hojas de lechuga pequeñas y medianas

1/3 taza de chile dulce asiático

2 zanahorias

1/3 taza de chalotes (en rodajas finas)

¼ de taza de jalapeños en rodajas finas

1 cucharada de azúcar

2-4.5 onzas de trucha ahumada sin piel

2 cucharadas de jugo de lima fresco

1 pepino

Direcciones:

1. Corte las zanahorias y el pepino en tiras finas.

2. Marinar estas verduras durante 20 minutos con azúcar, salsa de pescado, jugo de limón, chalotes y jalapeño.

3. Agregue trozos de trucha y otras hierbas en esta mezcla de vegetales y licue.

4. Cuela el agua de la mezcla de verduras y trucha y vuelve a mezclarla.

5. Coloque las hojas de lechuga en un plato y transfiera la ensalada de trucha sobre ellas.

6. Adorne esta ensalada con maní y salsa de chile.

Información nutricional: Calorías 180 Carbohidratos: 0 g Grasas: 12 g Proteínas: 18 g

Ingredientes de la ensalada de huevos diabólicos:

12 huevos enormes

1/4 taza de cebolla verde cortada

1/2 taza de apio cortado

1/2 taza de pimiento rojo cortado

2 cucharadas de mostaza de Dijon

1/3 taza de mayonesa

1 cucharada de jugo, vino blanco o vinagre de jerez 1/4 cucharadita de Tabasco u otra salsa picante (casi al gusto) 1/2 cucharadita de pimentón (casi al gusto) 1/2 cucharadita de pimienta oscura (casi al gusto) 1/4 cucharadita de sal (más al gusto)

Direcciones:

1. Caliente los huevos: el método más simple para hacer huevos duros con burbujas que son cualquier cosa menos difíciles de pelar es cocinarlos al vapor.

Llene una sartén con 1 pulgada de agua y agregue un celemín de vapor. (En caso de que no tenga un bushel de vapor, está bien.) 2. Caliente el agua hasta el punto de hervir, coloque los huevos con delicadeza en el recipiente de vapor o directamente en la sartén. Extiende la olla. Pon tu reloj en 15 minutos. Evacue los huevos y colóquelos en agua fría con virus para que se enfríen.

3. Prepara los huevos y las verduras: Pica los huevos en trozos grandes y colócalos en un tazón grande. Incluya la cebolla verde, el apio y el pimiento rojo.

4. Haga el plato de verduras mixtas: En un tazón pequeño, combine la mayonesa, la mostaza, el vinagre y el Tabasco. Mezcle tiernamente el aderezo de mayonesa en el bol con los huevos y las verduras. Incluya el pimentón y la sal y pimienta negra. Cambie los condimentos al gusto.

Pollo al horno con sésamo y tamari con judías verdes

Porciones: 4

Tiempo de cocción: 45 minutos

Ingredientes:

1 libra de ejotes, cortados

4 pechugas de pollo con hueso y piel

2 cucharadas de miel

1 cucharada de aceite de sésamo

1 cucharada de salsa de soja o tamari sin gluten 1 taza de caldo de pollo o de verduras

Direcciones:

1. Precaliente el horno a 400 ° F.

2. Coloque las judías verdes en una bandeja para hornear con borde grande.

3. Coloque el pollo, con la piel hacia arriba, encima de los frijoles.

4. Rocíe con miel, aceite y tamari. Agrega el caldo.

5. Ase dentro de 35 a 40 minutos. Retirar, dejar reposar 5 minutos y servir.

Información nutricional: Calorías 378 Grasa total: 10 g Carbohidratos totales: 19 g Azúcar: 10 g Fibra: 4 g Proteína: 54 g Sodio: 336 mg

Porciones de estofado de pollo con jengibre: 6

Tiempo de cocción: 20 minutos

Ingredientes:

¼ taza de filete de muslo de pollo, cortado en cubitos

¼ de taza de fideos de huevo cocidos

1 papaya verde, pelada y cortada en cubitos

1 taza de caldo de pollo, bajo en sodio, bajo en grasa

1 medallón de jengibre, pelado y triturado

pizca de cebolla en polvo

una pizca de ajo en polvo, agregue más si lo desea

1 taza de agua

1 cucharadita salsa de pescado

pizca de pimienta blanca

1 pieza de chile ojo de pájaro pequeño, picado

Direcciones:

1. Ponga toda la fijación en un horno holandés grande a fuego alto. Hervir.

Baje el fuego al mínimo. Pon la tapa.

2. Deje que el guiso se cocine durante 20 minutos o hasta que la papaya esté tierna.

Apaga el fuego. Consumir tal cual o con ½ taza de arroz cocido. Sirva caliente.

Información nutricional: Calorías 273 Carbohidratos: 15 g Grasas: 9 g Proteínas: 33 g

Ingredientes de la ensalada cremosa de garbano:

Plato de verduras mixtas

2 frascos de 14 oz garbanzos

3/4 taza de coctelera de zanahoria

3/4 taza de coctelera de apio

3/4 taza de coctelera pequeña de pimiento morrón

1 cebolleta hackeada

1/4 taza de coctelera de cebolla morada

1/2 aguacate grande

6 oz de tofu suave

1 cucharada de vinagre de sidra de manzana

1 cucharada de jugo de limón

1 cucharada de mostaza de Dijon

1 cucharada de salsa dulce

1/4 cucharadita de pimentón ahumado

1/4 cucharadita de semillas de apio

1/4 cucharadita de pimienta negra

1/4 cucharadita de mostaza en polvo

Sal de mar al gusto

Sándwich Fix'ns

Pan de grano entero cultivado

Cortar tomates roma

Untar lechuga

Direcciones:

1. Prepárese y corte las zanahorias, el apio, el pimiento rojo, la cebolla roja y la cebolleta y colóquelos en un tazón pequeño para licuar. Ponga en un lugar seguro.

2. Con una pequeña licuadora de inmersión o un procesador de alimentos, mezcle el aguacate, el tofu, el vinagre de jugo de manzana, el jugo de limón y la mostaza hasta que quede suave.

3. Cuela y lava tus garbanzos y colócalos en un tazón mediano para licuar. Con un machacador de papas o un tenedor aplastar los frijoles hasta que la mayoría se separe y comience a tomar después de un plato de pescado de

verduras mixtas. No es necesario que sea suave, sin embargo, tiene un acabado y es robusto. Condimente los frijoles con un poco de sal y pimienta.

4. Incluya las verduras cortadas, la crema de aguacate y tofu y el resto de los sabores y disfrute y mezcle bien. Pruebe y modifique según lo indique su inclinación.

Tallarines De Zanahoria Con Salsa De Maní, Jengibre Y Lima

Ingredientes:

Para la pasta de zanahoria:

5 zanahorias enormes, peladas y cortadas en juliana o en espiral en tiras finas 1/3 taza (50 g) de anacardos cocidos

2 cucharadas de cilantro nuevo, finamente picado

Para la salsa de jengibre y maní:

2 cucharadas de crema para untar rica en nueces

4 cucharadas de leche de coco ordinaria

Exprime pimienta de cayena

2 dientes de ajo enormes, finamente picados

1 cucharada de jengibre nuevo, pelado y molido 1 cucharada de jugo de lima

Sal al gusto

Direcciones:

1. Consolide todos los ingredientes de la salsa en un tazón pequeño y combine hasta que quede suave y rico y póngalo en un lugar seguro mientras corta las zanahorias en juliana o en espiral.

2. En un tazón grande para servir, mezcle tiernamente las zanahorias y la salsa hasta que estén cubiertas por igual. Cubra con anacardos asados (o maní) y cilantro recién picado.

Verduras Asadas Con Boniato Y Frijoles Blancos

Porciones: 4

Tiempo de cocción: 25 minutos

Ingredientes:

2 batatas pequeñas, cortadas en dados

½ cebolla morada, cortada en dados de ¼ de pulgada

1 zanahoria mediana, pelada y en rodajas finas

4 onzas de ejotes, cortados

¼ taza de aceite de oliva extra virgen

1 cucharadita de sal

¼ de cucharadita de pimienta negra recién molida

1 lata (15½ onzas) de frijoles blancos, escurridos y enjuagados 1 cucharada de ralladura de limón picada o rallada

1 cucharada de eneldo fresco picado

Direcciones:

1. Precaliente el horno a 400 ° F.

2. Combine las batatas, la cebolla, la zanahoria, las judías verdes, el aceite, la sal y la pimienta en una bandeja para hornear con borde grande y mezcle bien. Organizar en una sola capa.

3. Ase hasta que las verduras estén tiernas, de 20 a 25 minutos.

4. Agregue las judías blancas, la ralladura de limón y el eneldo, mezcle bien y sirva.

Información nutricional: Calorías 315 Grasa total: 13 g Carbohidratos totales: 42 g Azúcar: 5 g Fibra: 13 g Proteína: 10 g Sodio: 632 mg

Porciones de ensalada de col rizada

Porciones: 1

Ingredientes:

1 taza de col rizada fresca

½ taza de arándanos

½ taza de cerezas sin hueso cortadas a la mitad

¼ de taza de arándanos secos

1 cucharada de ajonjolí

2 cucharadas de aceite de oliva

Jugo de 1 limón

Direcciones:

1. Combine el aceite de oliva y el jugo de limón, luego mezcle la col rizada en el aderezo.

2. Ponga las hojas de col rizada en una ensaladera y cubra con los arándanos frescos, las cerezas y los arándanos.

3. Cubra con las semillas de sésamo.

Información nutricional: Carbohidratos totales 48 g Fibra dietética: 7 g
Proteínas: 6 g Grasas totales: 33 g Calorías: 477

Vaso refrigerado de coco y avellana Porciones: 1

Tiempo de cocción: 0 minutos

Ingredientes:

½ taza de leche de coco y almendras

¼ taza de avellanas picadas

1 taza y media de agua

1 paquete de stevia

Direcciones:

1. Agregue los ingredientes enumerados a la licuadora

2. Licue hasta obtener una textura suave y cremosa. 3. ¡Sirva frío y disfrútelo!

Información nutricional: Calorías: 457 Grasa: 46 g Carbohidratos: 12 g Proteína: 7 g

Lightning Source UK Ltd.
Milton Keynes UK
UKHW020707140921
390558UK00014B/692